Alka Bhardwaj

Figuras mitóticas na displasia epitelial e no carcinoma espinocelular

Alka Bhardwaj

Figuras mitóticas na displasia epitelial e no carcinoma espinocelular

ScienciaScripts

Imprint
Any brand names and product names mentioned in this book are subject to trademark, brand or patent protection and are trademarks or registered trademarks of their respective holders. The use of brand names, product names, common names, trade names, product descriptions etc. even without a particular marking in this work is in no way to be construed to mean that such names may be regarded as unrestricted in respect of trademark and brand protection legislation and could thus be used by anyone.

Cover image: www.ingimage.com

This book is a translation from the original published under ISBN 978-620-8-17219-0.

Publisher:
Sciencia Scripts
is a trademark of
Dodo Books Indian Ocean Ltd. and OmniScriptum S.R.L publishing group

120 High Road, East Finchley, London, N2 9ED, United Kingdom
Str. Armeneasca 28/1, office 1, Chisinau MD-2012, Republic of Moldova, Europe
Printed at: see last page
ISBN: 978-620-8-28102-1

Índice

INTRODUÇÃO 2

AIM 5

OBJECTIVOS 6

Revisão da literatura 7

MATERIAIS 14

Preparação de tecidos 15

DISCUSSÃO 39

REFERÊNCIAS 44

INTRODUÇÃO

O carcinoma espinocelular oral é responsável por mais de 90% dos casos de cancro oral e pensa-se que uma pequena percentagem destes casos se desenvolve a partir de lesões pré-cancerosas como a leucoplasia, o líquen plano, a fibrose submucosa oral, etc. Há uma diferença notável nas taxas de incidência e de mortalidade em todo o mundo, com as taxas mais elevadas geralmente registadas em alguns países em desenvolvimento, incluindo a Índia, o Paquistão e o Bangladesh, onde esta é a forma mais comum de cancro. Em algumas partes do mundo, incluindo o subcontinente indiano, o cancro oral é um importante problema de saúde, representando cerca de 10% dos novos cancros que, segundo as estimativas, ocorrem anualmente em todas as partes do corpo. Por conseguinte, é importante o diagnóstico e o tratamento precoces das lesões e condições pré-cancerosas.[1]

A lesão displásica epitelial oral, também designada por lesão pré-cancerosa, é um dos temas mais complexos da patologia da cabeça e do pescoço. O conceito de uma evolução gradual do cancro na mucosa oral, ou seja, a presença inicial de uma lesão precursora (pré-maligna/pré-cancerosa) que evolui subsequentemente para cancro, está bem estabelecido. A presença de displasia epitelial pode ser ainda mais importante na previsão do desenvolvimento maligno do que as caraterísticas clínicas.[2]

A presença de displasia é mais importante na previsão do desenvolvimento maligno do que a sua apresentação clínica, como a leucoplasia, a eritroplasia ou a leucoeritroplasia. Pode também ser observada em casos de leucoplasia verrucosa ou papilar e nas margens de úlceras crónicas da mucosa. O termo displasia, encontrado principalmente no epitélio, foi introduzido por Reagon no ano de 1958 e significa proliferação atípica e anormal. No passado, a atipia epitelial, a disqueratose e a displasia epitelial eram utilizadas como sinónimos.[2]

A displasia é um diagnóstico definido pela presença de determinadas caraterísticas histológicas e citológicas. A mitose aumentada e anormal é considerada como um dos achados significativos na displasia. A mitose é o processo em que há uma divisão igual dos cromossomas replicados e dos seus genes em dois grupos idênticos. O processo de divisão celular inclui a divisão do núcleo e do citoplasma, o que resulta na formação de duas células filhas. As mitoses são por vezes nitidamente anormal, que se apresenta como fusos múltiplos anárquicos em formas tripolares ou quadripolares.[3]

Os defeitos da mitose resultam em várias anomalias nucleares, nomeadamente, micronúcleos, binucleação, aspeto de ovo partido, núcleos picnóticos e aumento do número e/ou figuras mitóticas anormais. Estas figuras mitóticas anormais são frequentemente observadas na displasia epitelial oral e no carcinoma de células escamosas. O aumento do número e/ou das figuras mitóticas anormais são critérios importantes que têm um peso acrescido na classificação das displasias. A distinção entre um núcleo picnótico, uma célula apoptótica e uma célula mitótica numa secção de tecido corada de rotina pode constituir um problema.[4]

Os erros na identificação de uma célula mitótica podem, assim, enfraquecer a fiabilidade da classificação histológica, devido à utilização pouco rigorosa de critérios morfológicos. A combinação de colorações e a modificação das técnicas histoquímicas existentes podem ultrapassar estes problemas. Uma pesquisa bibliográfica revelou numerosas colorações selectivas, como o violeta de cristal, o azul de toluidina e o giemsa, que realçam os padrões da cromatina.[4]

A hematoxilina e eosina é a coloração histológica mais utilizada. Isto deve-se ao facto de a coloração H&E mostrar a maioria das estruturas histológicas e ser particularmente adequada para a demonstração dos núcleos, que são as estruturas mais importantes em todos os tecidos. A coloração H&E é a mais facilmente disponível, mas a distinção entre uma célula apoptótica, um núcleo picnótico e uma célula mitótica pode, por vezes, ser difícil. Embora existam vários métodos mais recentes e mais específicos, como a imunohistoquímica, a citometria de fluxo e a autoradiografia, para a quantificação das figuras mitóticas, o fator custo e tempo torna-os menos viáveis. Uma coloração histoquímica corretamente padronizada e a utilização precisa de critérios morfológicos para a identificação de figuras mitóticas podem ultrapassar estes problemas. [3]

A utilização da técnica de Giemsa ácido para a identificação rápida de células mitóticas foi mencionada por William Doodley. A descrição das células mitóticas e a classificação em Prófase, Metáfase, Anáfase e Telófase podem ser facilmente efectuadas com ampliações tão baixas como 50-100X.[3]

O violeta de cristal é um corante básico que tem uma elevada afinidade para a cromatina altamente ácida das células mitóticas. As células mitóticas são coradas a magenta e destacam-se nitidamente contra um fundo azul claro de células em repouso.[4]

Um número aumentado e anormal de figuras mitóticas indica um dano genético que foi incluído como um critério importante na classificação da OMS para a graduação da displasia epitelial oral (1978). Assim, a identificação e a quantificação das células mitóticas constituem uma ferramenta valiosa na avaliação do sistema de classificação histológica e actuam como um indicador de prognóstico em lesões pré-cancerosas e cancerosas.[6]

AIM

O objetivo do presente estudo é avaliar histologicamente as figuras mitóticas em vários graus de displasia e carcinoma espinocelular oral utilizando hematoxilina e eosina, violeta de cristal e coloração de giemsa.

OBJECTIVOS

1) Comparar a coloração das células mitóticas em hematoxilina e eosina com a coloração em violeta de cristal e giemsa.

2) Comparar o número de figuras mitóticas presentes em vários graus de displasia epitelial oral e de carcinoma espinocelular oral em secções coradas com violeta de cristal e com giemsa com o número de figuras mitóticas presentes em secções coradas com H e E.

Revisão da literatura

O objetivo desta dissertação é estudar as figuras mitóticas utilizando diferentes técnicas de coloração em vários graus de displasia e carcinoma espinocelular oral.

Fraser FJ (1982)8 realizou um estudo para avaliar a coloração selectiva para mfs em secções de tecido do cérebro em desenvolvimento, intestino grosso e delgado, pele e fígado de ratos, ovelhas e porquinhos-da-índia. A coloração foi efectuada com violeta de cristal a 1% e vermelho rápido nuclear como contra-cetina. Os resultados mostraram que as figuras mitóticas dos tecidos eram visíveis em baixa potência e destacavam-se claramente contra o fundo vermelho.

Gander e Mayer (1988)9 tinham efectuado um estudo em secções semi-finas da mucosa bucal e palatina, que foram coradas com verde de malaquite a 2% em etanol a 50% a 80°C e pós-coradas com violeta cristal a 0,05% em tampão fosfato de Sorensen (ph 6,4) a 45°C. O invólucro nuclear e a cromatina apresentaram uma coloração púrpura viva em contraste com o citoplasma verde circundante e os bordos celulares. A coloração distinta e diferencial de cada um destes componentes facilita o reconhecimento das figuras mitóticas no epitélio oral.

William Dooley (1989)[10] estudou a utilização da técnica de Giemsa ácido para a identificação rápida de células mitóticas. A descrição das células mitóticas e a classificação em Prófase, Metáfase, Anáfase e Telófase podem ser facilmente efectuadas com ampliações tão baixas como 50-100X.

Chiecoet al(1993)[1] 3 estudaram violeta de cristal a 1% com vermelho rápido nuclear como contracorante, de modo a que as figuras mitóticas se destacassem claramente contra o fundo vermelho.

Madhuri R. Ankle(2007)[4] efectuou um estudo para comparar a coloração das células mitóticas em hematoxilina e eosina com a coloração em violeta de cristal e para comparar o número de figuras mitóticas presentes na mucosa oral normal, na displasia epitelial e no carcinoma espinocelular oral em secções coradas com violeta de cristal com o número de figuras em secções coradas com H e E. Foram estudados dez tecidos de mucosa oral normal e 15 tecidos de cada uma das displasias epiteliais orais observadas na leucoplasia associada ao tabaco e no carcinoma de células escamosas para avaliar a seletividade do violeta de cristal a 1% para as figuras mitóticas.Os resultados mostram que se observou um aumento estatisticamente significativo da contagem média de mitos nas secções de displasia epitelial coradas com violeta de cristal em comparação com as secções coradas com H e E *(p = 0,0327).* Observou-se um aumento semelhante na contagem de mitos nas *secções* de carcinoma espinocelular oral coradas com cristal violeta, em comparação com as secções coradas com H e E (p = 0,0443). Não se verificou qualquer diferença significativa nas contagens mitóticas determinadas em displasia ou carcinoma, quer pelas técnicas de coloração com violeta de cristal *(p = 0,4429)*, quer pelas técnicas de coloração com H e E (p = 0,2717). Concluiu-se que o violeta de cristal a um por cento proporciona uma vantagem definitiva sobre as secções coradas com H e E na coloração selectiva das figuras mitóticas. A comparação das contagens mitóticas entre os grupos de displasia e de carcinoma, quer nas secções coradas com violeta de cristal quer nas secções coradas com H e E, não revelou variações significativas

Kiran B. Jadhav(2012)[15] efectuou um estudo para avaliar a eficácia da coloração com violeta de cristal para a coloração de mfs e a sua comparação com a coloração com hematoxilina e eosina (H e E). A amostra do estudo inclui tecidos de arquivo embebidos em blocos de parafina diagnosticados como OED (n = 30) e OSCC (n = 30). *O* grupo de *controlo* foi constituído por amostras de tecido da mucosa oral de voluntários saudáveis *(n = 30).* Duas secções seriadas de cada amostra de tecido foram coradas separadamente com corante H e E e corante violeta cristal a 1%. As secções coradas foram observadas ao microscópio para identificação e contagem das figuras mitóticas.

Chatterjee S (2012)[16] estudou a quantificação das alterações nucleares em doenças potencialmente malignas. Concluiu do estudo que os valores de P para os índices mitóticos não produziram quaisquer correlações significativas. Por conseguinte, concluiu-se que o índice mitótico, por si só, não pode ser utilizado como indicador de progressão. No entanto, os valores de P para a contagem média de nucléolos apresentaram valores altamente significativos. Os índices mitóticos médios obtidos neste estudo não indicam qualquer tendência significativa para uma progressão linear no número de figuras mitóticas com um aumento da gravidade da lesão. Por conseguinte, foi evidente que o número de nucléolos é um indicador de transformação, enquanto, por outro lado, a contagem mitótica não tem qualquer significado.

Estandarte (2012)[17] investiga as diferentes técnicas de coloração dos cromossomas metafásicos humanos, tendo estudado que o Giemsa é um corante de luz visível que se liga ao ADN por intercalação e que, por isso, é utilizado para a coloração dos cromossomas. É uma mistura de corantes catiónicos de tiazina, sobretudo o azul B, e de corantes aniónicos de eosina, como a eosina Y. A coloração dos cromossomas envolve a formação de um precipitado de tiazina-eosina numa proporção molar de 2:1. Duas moléculas do pequeno corante tiazina, de difusão rápida, intercalam-se primeiro entre os pares de bases do ADN, numa configuração que favorece a ligação da grande molécula de eosina, de difusão lenta. Os cromossomas ficam corados de azul em resultado deste processo. A molécula de eosina forma então um precipitado com as moléculas de tiazina, fazendo com que os cromossomas se corem de púrpura. A formação deste precipitado é favorecida por um ambiente hidrofóbico.

Kapoor et al (2013)[18] estudaram a mitose e o seu significado na classificação histológica da displasia epitelial oral e do carcinoma oral e concluíram que, em vários sistemas de classificação, a mitose é utilizada como parâmetro para classificar o tumor. Ele estudou várias classificações, por exemplo, Broder (1927) classificou o carcinoma de células escamosas como bem, moderado e pouco diferenciado com base nos graus de queratinização, polimorfismo nuclear, padrão de invasão, resposta do hospedeiro e atividade mitótica. Este sistema demonstrou ter o melhor valor prognóstico. Em vários sistemas de classificação, a mitose é utilizada como parâmetro para classificar o tumor. Kramer (1980) sugeriu que um epitélio apresenta displasia se tiver caraterísticas relacionadas com as figuras mitóticas. Aumento do número de figuras mitóticas - é o aumento da frequência das figuras mitóticas. Nível de mitose - é a disseminação da atividade mitótica em níveis elevados do epitélio, com aumento da atividade mitótica total, com aumento da atividade mitótica total. Mitose anormal - é a presença de figuras mitóticas de várias formas, diferentes das normais, em qualquer camada do epitélio. Burkhardt e Maerker (1981) classificaram a displasia em relação à mitose. Baixa -Hiperplasia das células basais; polaridade das células basais perturbada; Média - ligeiro aumento da taxa de mitose; Alta - aumento da taxa de mitose; Carcinoma in situ - caraterísticas da displasia de alto grau mais acentuadas Perda da estratificação epitelial. Estroma não envolvido.

Sangeeta J Palaskar(2013)[3] efectuou um estudo para avaliar a eficácia de várias colorações no estudo das figuras mitóticas. A amostra do estudo inclui secções de tecidos embebidos em blocos de parafina diagnosticados como displasia epitelial oral. Estas secções serão coradas com várias colorações e as figuras mitóticas serão avaliadas. Todas as colorações utilizadas foram colorações nucleares, mas as figuras mitóticas foram melhoradas com Giemsa, violeta de cristal e Feulgen em comparação com as outras.

Nikita G(2014)[1] 9 efectuou um estudo para verificar a eficácia de várias colorações específicas para realçar as figuras mitóticas na displasia epitelial oral e no carcinoma oral de células escamosas. A amostra do estudo inclui 24 secções de tecidos embebidos em blocos de parafina diagnosticados como displasia epitelial oral e carcinoma de células escamosas oral, as figuras mitóticas serão avaliadas usando a coloração H&E; coloração azul de toluidina; coloração Giemsa; coloração violeta de cristal, coloração Feulgen. Concluiu-se que a coloração com violeta de cristal está um passo à frente da coloração padrão de H&E, o que facilita a identificação de figuras mitóticas, mesmo com uma ampliação menor, em comparação com a coloração de H&E. Concluiu-se que as colorações selectivas estão um passo à frente da coloração de H&E na coloração de figuras mitóticas.

Roopa S Rao et.al (2014)[20] estudaram secções de displasia epitelial ligeira, moderada e grave, que foram coradas com H&E, Feulgen e violeta de cristal a 1%, tendo sido contado o número de mfs. Cinco casos de carcinoma do colo do útero foram tomados como controlo. As secções coradas foram comparadas e os dados obtidos foram analisados estatisticamente utilizando o teste de Kruskal-Wallis. Os resultados mostraram contagens mitóticas médias estatisticamente mais elevadas com secções de displasia epitelial oral coradas com violeta de cristal a 1% do que com as colorações h e e e e e e feulgen foram melhores do que ambas. A comparação das contagens mitóticas entre os vários graus de displasia epitelial oral não produziu quaisquer variações significativas.

Sri Chinthu KK (2016)[24] realizou um estudo para comparar a eficácia da coloração de H&E com cristal violeta, azul de toluidina e Giemsa na coloração de figuras mitóticas em OED e em OSCC. Neste estudo, foi observada uma contagem mitótica média elevada de 11,80 nas secções coradas com violeta de cristal da displasia epitelial oral. Da mesma forma, foi observada uma contagem mitótica média elevada de 12,40 nas secções coradas com violeta de cristal do carcinoma espinocelular oral. Todas as colorações utilizadas foram colorações nucleares, mas as figuras mitóticas foram aumentadas com violeta de cristal quando comparadas com outras colorações que foram utilizadas neste estudo.

Motiwale G(**2016**)[25] comparou o número de figuras mitóticas em secções de mucosa oral normal, displasia epitelial e CCEO com hematoxilina e eosina (H&E) e coloração de violeta de cristal e vermelho rápido nuclear (CV&NFR) a 1%, bem como a eficácia da coloração CV&NFR em comparação com a coloração H&E. A amostra do estudo foi constituída por duas secções seriadas de blocos de arquivo de mucosa oral normal e casos diagnosticados de displasia epitelial e CCEO. Uma lâmina foi corada com H&E e a outra com CV a 1% e NFR. As figuras mitóticas foram contadas com a ocular de grelha. Verificou-se um aumento significativo do número de mfs na DE oral e no CCEO em comparação com a mucosa oral normal. Verificou-se um aumento altamente significativo do número de mfs nas secções de tecido coradas com CV&NFR quando comparadas com a coloração H & E. A metáfase é a fase mais comummente observada da mitose.

Tandon A (2016)[27] realizou um estudo para contar o número de figuras mitóticas na mucosa oral normal, na displasia epitelial oral e no carcinoma de células escamosas em secções coradas com Hematoxilina e Eosina (H&E) e Cristal Violeta. Também foi comparado o número total de figuras mitóticas com ambas as colorações, juntamente com a avaliação da eficácia da coloração de ambas as colorações. A comparação da contagem de figuras mitóticas em três categorias em secções coradas com ambas as colorações mostrou uma diferença estatisticamente significativa ($p < 0,001$). O número médio de figuras mitóticas observadas no reagente Crystal Violet foi significativamente maior do que o observado na coloração H&E ($p < 0,001$). A eficácia diagnóstica global do Crystal Violet foi de 87,6%. O Crystal Violet obteve uma pontuação superior à da coloração H&E e também ajudou a apreciar melhor as metáfases no carcinoma de células escamosas e as telófases na displasia.

Tamgadge Sandhya (2016)[28] comparou várias fases e número de células mitóticas na coloração de hematoxilina e eosina com a coloração de violeta de cristal em tumores odontogénicos com comportamento agressivo. A coloração com violeta de cristal pode ser considerada como a melhor coloração para estudar as figuras mitóticas em lesões com alto potencial proliferativo.

Yoitha Prabhunath (2016)[30] comparou a eficácia de H&E com cristal violeta, azul de toluidina e Giemsa na coloração de figuras mitóticas em OED e em OSCC. Foram selecionados para o estudo cinco casos de OED e OSCC diagnosticados histopatologicamente. As secções destes tecidos foram submetidas às colorações de H&E, violeta de cristal, azul de toluidina e Giemsa. As figuras mitóticas foram identificadas e contadas em cinco campos de alta potência por lâmina. Os resultados foram tabulados e comparados estatisticamente. Concluiu que a coloração com violeta de cristal pode ser considerada como um método simples, fiável e económico para a identificação rápida de figuras mitóticas.

Priyanka Kadoo et al (2017)[31] realizaram um estudo em vários graus de carcinoma oral de células escamosas (OSCC) utilizando a coloração cristal-violeta a 1% e para correlacionar o índice de frequência mitótica (MFI) obtido com o índice de marcação Ki67 (Ki67LI), de modo a validar a sua utilidade como coloração selectiva para avaliar a proliferação. Verificou-se um aumento estatisticamente significativo do MFI obtido com a utilização da coloração de cristal-violeta a 1% em comparação com a coloração H e E de rotina. Foi observada uma correlação positiva estatisticamente significativa entre o Ki67LI e a mitose no CCEO bem e moderadamente diferenciado. Também foi observada uma correlação positiva no CCEO pouco diferenciado, mas não foi estatisticamente significativa. Tanto o MFI médio como o Ki67LI médio aumentaram significativamente do CCEO de grau I para o de grau II e para o de grau III. Concluíram que a coloração com violeta de cristal a 1% proporciona uma vantagem definitiva sobre as secções coradas com H e E. Assim, a coloração com violeta de cristal é fácil e económica para avaliar a proliferação quando comparada com marcadores IHC proliferativos dispendiosos.

\ O presente estudo foi efectuado no departamento de Patologia Oral e Microbiologia do Bhojia Dental College and Hospital Baddi, sendo o grupo de estudo constituído por n=90 amostras

Grupo I = n=60

subgrupo I a -Displasia ligeira (n=20)

Ib- Displasia moderada (n=20)

Ic - Displasia grave (n = 20)

Grupo II = n=30

subgrupo II a-Carcinoma de células escamosas bem diferenciado (n=10)

II b-Carcinoma de células escamosas moderadamente diferenciado (n=10)

II c-Carcinoma de células escamosas pouco diferenciado (n=10)

MATERIAIS

1) Amostra de tecido
2) Fixador (formalina neutra tamponada a 10%)
3) Fase de bruteza
4) Forquilha de tecido
5) Lâmina BP n.º 23 e pega n.º 4
6) Lápis de marcação de diamantes.
7) Lâminas de vidro (75x25mm)
8) Cassete de tecido
9) L.moldes
10) Folhas de cobertura (22x40mm)
11) Álcoois graduados
12) Xileno
13) Cera de parafina
14) Banho de água
15) Lâmpada de espírito
16) Micrótomo (Medimas)
17) Escova
18) Banho de flutuação de tecidos
19) Placa de aquecimento
20) Frigorífico
21) Albumina
22) Frascos de Coplin
23) Coloração de hemotoxilina e eosina (Himedia)
24) Coloração de Giemsa (Nice)
25) Coloração violeta cristalina (Nice)
26) Suporte de montagem (DPX)
27) Microscópio (Olympus)
28) Grelha do oculómetro

Preparação de tecidos

As biópsias foram efectuadas sob anestesia local no local adequado. Os tecidos foram deixados a fixar em formalina a 10% e depois processados manualmente, tendo sido preparados blocos. Foram preparadas secções de 3-5 µm de espessura com micrótomo. Os tecidos também foram obtidos de arquivos para o estudo.

CRITÉRIOS DE SELECÇÃO DOS DOENTES

- Lesões brancas não raspáveis
- Doentes com casos diagnosticados histopatologicamente de displasia e carcinoma de células escamosas.

CRITÉRIOS DE CLASSIFICAÇÃO DA DISPLASIA EPITÉLICA ORAL
(Classificação da OMS)[2]

1. Displasia ligeira: Alterações arquitectónicas limitadas ao terço inferior do epitélio, juntamente com a atipia citológica
2. Displasia moderada: Alterações arquitectónicas que se estendem ao terço médio do epitélio.
O grau de atipia citológica requer uma atualização
3. Displasia grave: Mais de 2/3 do epitélio apresenta perturbações arquitectónicas e um número elevado de atipias citológicas.

CRITÉRIOS PARA IDENTIFICAR AS CÉLULAS MITÓTICAS:[4]

Foram utilizados os critérios de Van Deist et al. para atribuir uma estrutura como uma figura mitótica neste estudo:

1. A membrana nuclear deve estar ausente, indicando que as células ultrapassaram a prófase.

2. Extensões claras e peludas de material nuclear (cromossomas condensados) devem estar presentes, quer coaguladas (início da metáfase), quer num plano (metáfase / anáfase) ou em coágulos separados (telófase)

3. Dois coágulos cromossómicos paralelos, claramente separados, que devem ser contados como se estivessem separados.

CRITÉRIOS DE CLASSIFICAÇÃO DO CARCINOMA DE CÉLULAS ESCAMOSAS[5]

O sistema de Broder

Bem diferenciado (Grau I) = <25% de células indiferenciadas

Moderadamente diferenciado (Grau II) = <50% de células indiferenciadas

Pouco diferenciado (Grau III) = <75% de células indiferenciadas

Anaplásico/pleomórfico (Grau IV) = >75% de células indiferenciadas

Foram utilizadas três técnicas de coloração:

A. Método de coloração com hemotoxilina e eosina

B. Método de coloração violeta cristal

C. Método de coloração Giemsa

MÉTODO DE COLORAÇÃO COM HEMOTOXILINA E EOSINA[12]

1) As lâminas foram mantidas no aquecimento durante 2o minutos
2) Passado por duas mudanças de xileno durante 5 minutos cada
3) Lavado em água corrente da torneira
4) Colocadas em hematoxilina de Harris durante 7 minutos
5) Mergulhar a lâmina em álcool ácido para diferenciação
6) Lavado em água da torneira durante 5 minutos (azulado)
7) Colocada em eosina durante 3 minutos
8) Lavar com água da torneira
9) Passar por graus crescentes de álcool
10) Colocado em xileno durante 5 min

11) As lâminas foram montadas utilizando meios de montagem DPX

12) As lâminas foram observadas ao microscópio binocular

MÉTODO DE COLORAÇÃO COM GIEMSA [12]

SOLUÇÕES

Estoque de Giemsa disponível no mercado ou

Pó de coloração Giemsa - 4g

Glicerol - 250 ml

Metanol - 250 ml

Dissolver o pó em glicerol a 60°C com agitação regular. Adicionar metanol e agitar a mistura

e deixar repousar durante sete dias. Filtrar antes de utilizar.

Trabalhar com Giemsa

Caldo de Giemsa - 4 ml

Água destilada tamponada com acetato

Método

1) Desparafinizar e re-hidratar através de álcoois graduados
2) Enxaguar em água destilada tamponada a 6,8
3) Coloração em giemsa de trabalho durante a noite
4) Enxaguar em água destilada
5) Lavar com ácido acético aquoso a 0,5% até a secção ficar cor-de-rosa
6) Lavar com água da torneira
7) Secar até ficar quase seco
8) Desidratar rapidamente através de álcoois, limpar e montar.

MÉTODO DE COLORAÇÃO COM VIOLETA DE CRISTAL[12]

Preparação da solução

Dissolver 2 g de violeta cristal em 20 ml de álcool a 90%.

Adicionar 80 ml de oxalato de amónio aquoso a 1%. Dissolver utilizando uma quantidade mínima de calor. Arrefecer e filtrar

Método

1) Secções de água
2) corar com solução de violeta de cristal durante 5 minutos
3) Lavar e diferenciar em ácido acético a 0,2%
4) Lavar e montar

CONTAGEM DE FIGURAS MITÓTICAS [4]

As figuras mitóticas foram contadas utilizando uma grelha oculométrica em 15 campos de grelha, com uma ampliação de 400x, de forma escalonada. A contagem mitótica foi expressa como a contagem mitótica por campo de grelha e a contagem mitótica por milímetro quadrado.

A contagem mitótica por campo da grelha foi calculada da seguinte forma

$$\text{Mitotic count / grid field} = \frac{\text{Total number of mitotic figures observed}}{\text{Number of grid fields counted}}$$

$$\text{Mitotic count per square milimeter} = \frac{\text{Average number of mitotic figures per grid field}}{\text{Area of 1 grid field}}$$

Os dados recolhidos foram analisados estatisticamente utilizando o teste U de Mann-Whitney e o teste Anova de uma via.

ARMAMENTARIUM

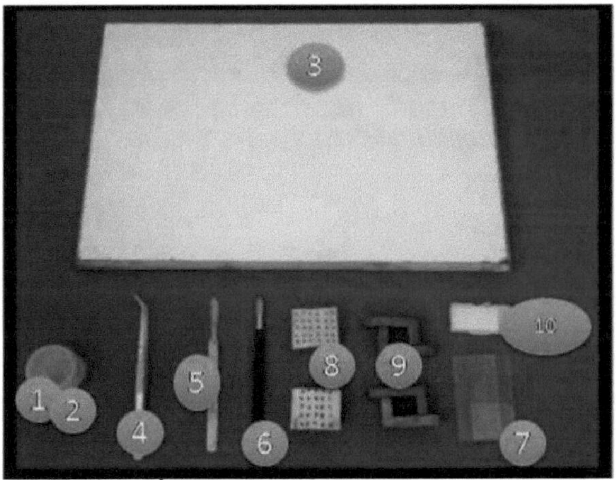

FIGURA 1: ARMAMENTÁRIO UTILIZADO PARA O PROCESSAMENTO DE TECIDOS

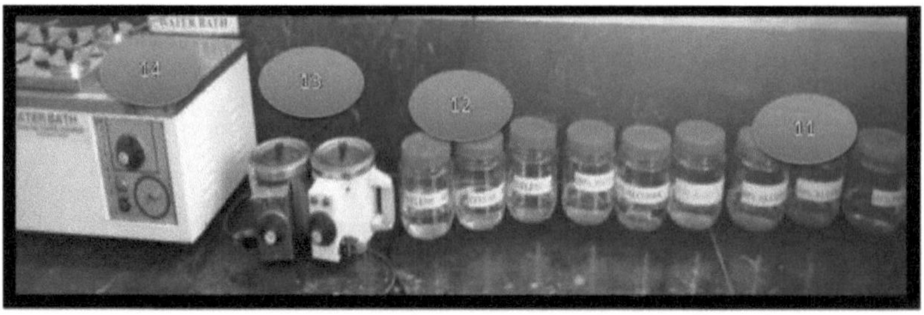

FIGURA 2: ÁLCOOL GRADUADO, XILENO E CERA DE PARAFINA UTILIZADOS NO PROCESSAMENTO DE TECIDOS

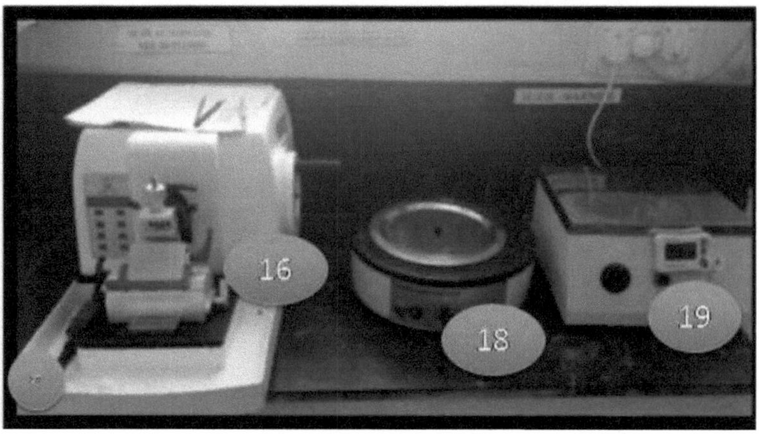

FIGURA 3 : ARMAMENTO PARA O CORTE DE TECIDOS

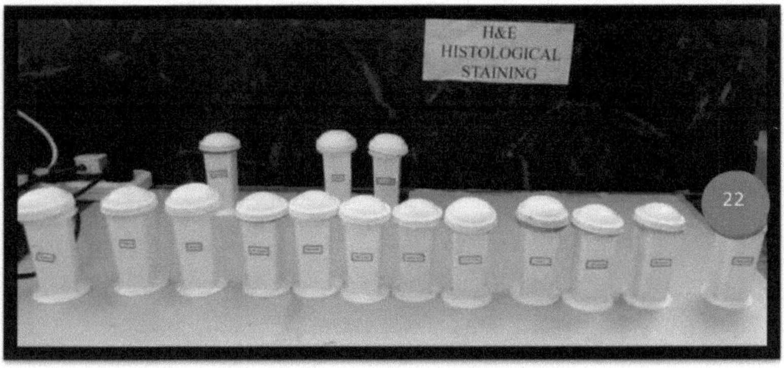

FIGURA 4: COLORAÇÃO COM HEMATOXILINA/EOSINA

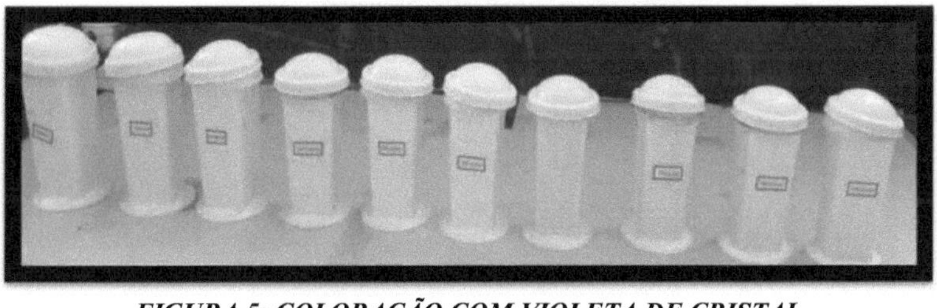

FIGURA 5: COLORAÇÃO COM VIOLETA DE CRISTAL

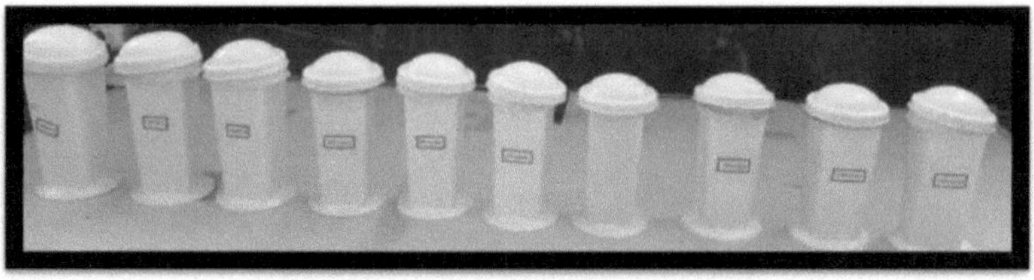

FIGURA 6: COLORAÇÃO DE GIEMSA

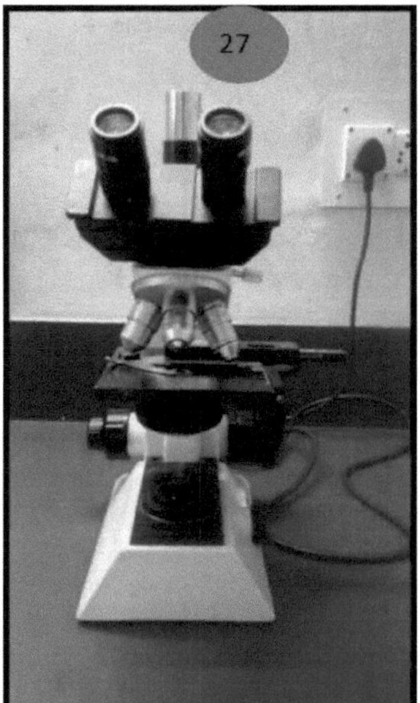

Figura 7: MICROSCÓPIO

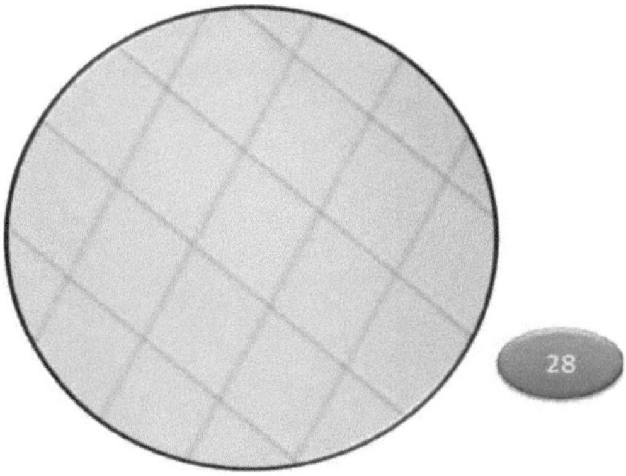

Figura 8: quadrados da grelha do oculómetro

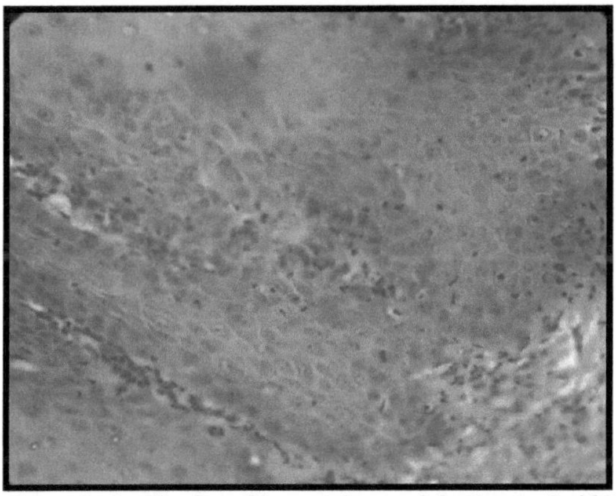

Figura 9: Secção de tecido corada com h&e (grupo I) 4OX

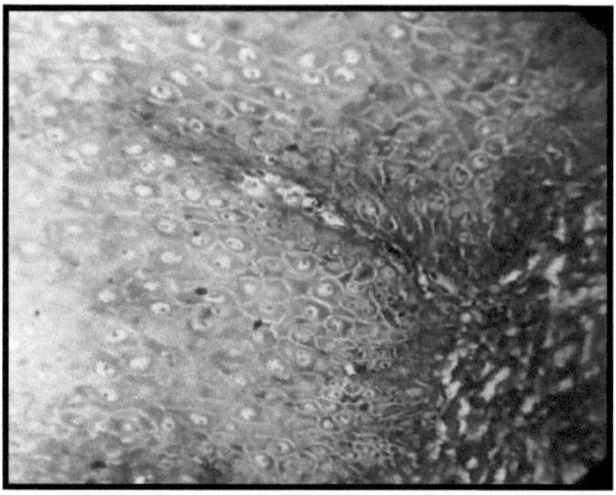

Figura 10: Secção de tecido corada com giemsa (grupo I)4OX

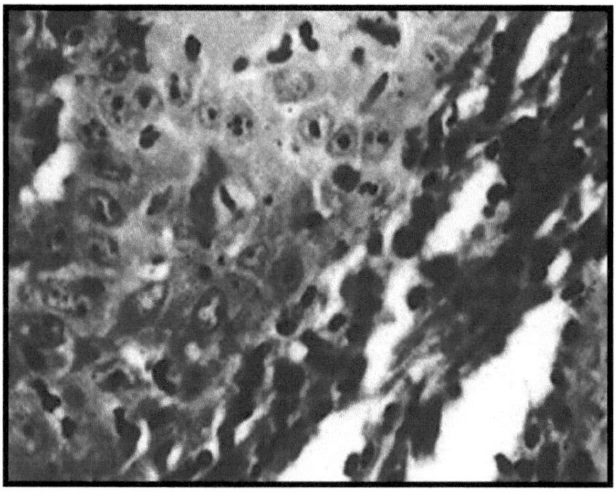

Figura 11 : Secção de tecido corada com violeta de cristal (grupo I) 4OX

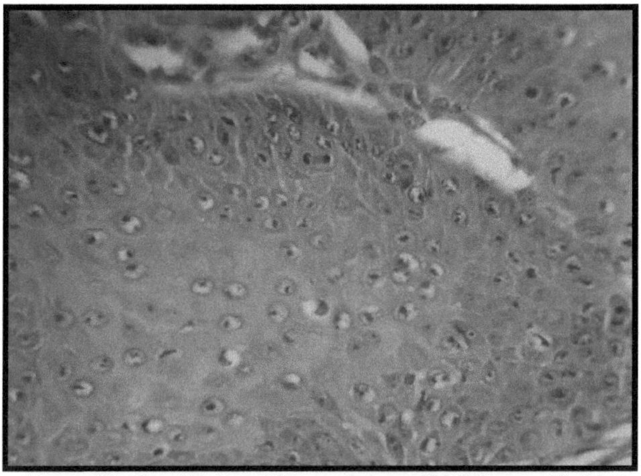

Figura 12 : Secção de tecido corada com H&E (grupo II) 4OX

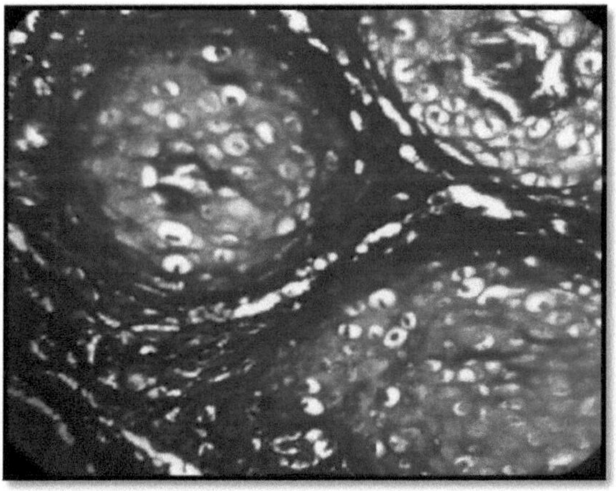

Figura 13 : Secção de tecido corada com giemsa (grupo II)4OX

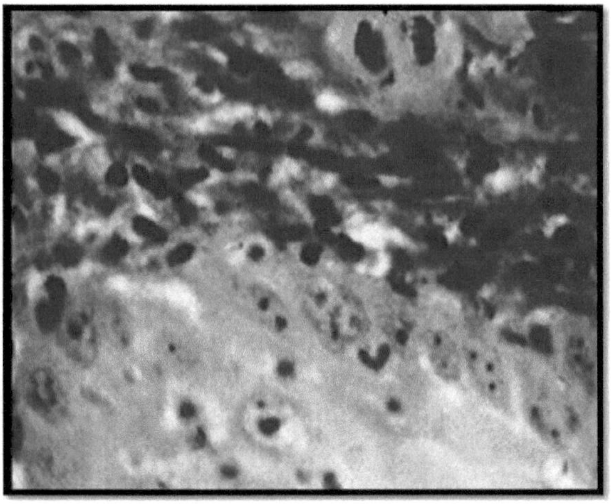

Figura 14: Secção de tecido corada com violeta de cristal (grupo II) 4OX

	GROUPS	MEAN	SD	F VALUE	P VALUE	S/NS
H &E	IA	2.05	1.19	91.57	>0.05	Not significant
	IB	4.7	0.86			
	IC	7.65	1.72			

Tabela 1: Tabela que ilustra os valores médios de displasia ligeira, moderada e grave na coloração H & E

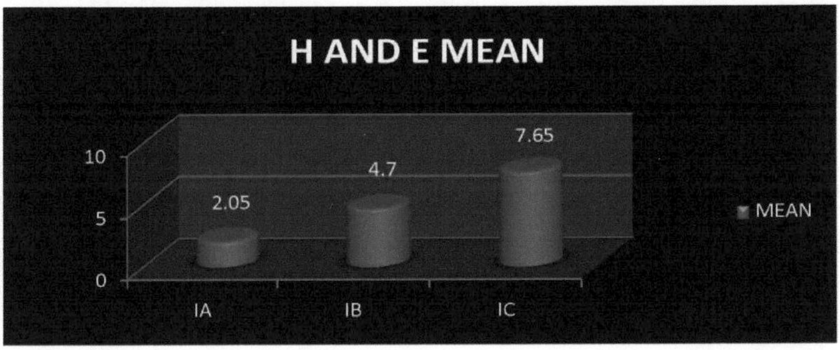

Gráfico 1 :- Comparação da contagem mitótica nos grupos Ia, Ib e Ic na coloração H&E

Utilizando H&E, o valor médio do grupo I é de 2,05 com DP 1,19, o do grupo IB é de 4,7 com DP 0,86 e o do grupo IC é de 7,65 com DP 1,72. O valor F é de 91,57. Não existe diferença significativa entre o grupo I, o grupo IB e o grupo IC. O valor de P é >0,05 (tabela 1, gráfico 1).

	GROUPS	MEAN	SD	F VALUE	P VALUE	S/NS
CRYSTAL VIOLET	IA	4.95	3.03	24.87	>0.05	Not significant
	IB	7.65	1.49			
	IC	10.4	2.54			

Tabela 2: Tabela que ilustra os valores médios de displasia ligeira, moderada e grave na coloração de violeta cristal

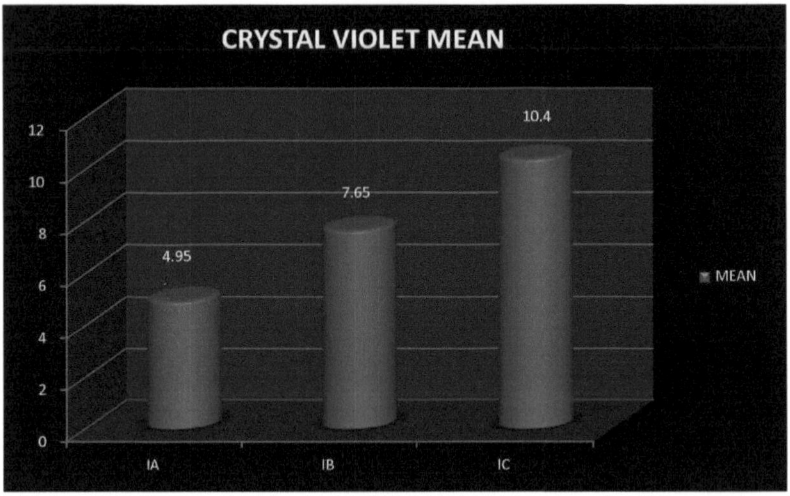

Gráfico 2 :- Comparação da contagem mitótica nos grupos Ia, Ib e Ic na coloração com violeta de cristal

Utilizando cristal violeta, o valor médio do Grupo I A é 4,95 com DP 3,03, o Grupo IB é 7,65 com DP 1,49 e o Grupo IC é 10,4 com DP 2,54. O valor de F é 50,91. Não existe diferença significativa entre o grupo I, o grupo IB e o grupo IC O valor de P é >0,05 (tabela 2, gráfico 2)

	GROUPS	MEAN	SD	F VALUE	P VALUE	S/NS
GIEMSA	IA	1.55	0.82	50.91	>0.05	Not significant
	IB	2.9	0.78			
	IC	5.25	1.68			

Tabela 3: Tabela que ilustra os valores médios de displasia ligeira, moderada e grave na coloração de giemsa)

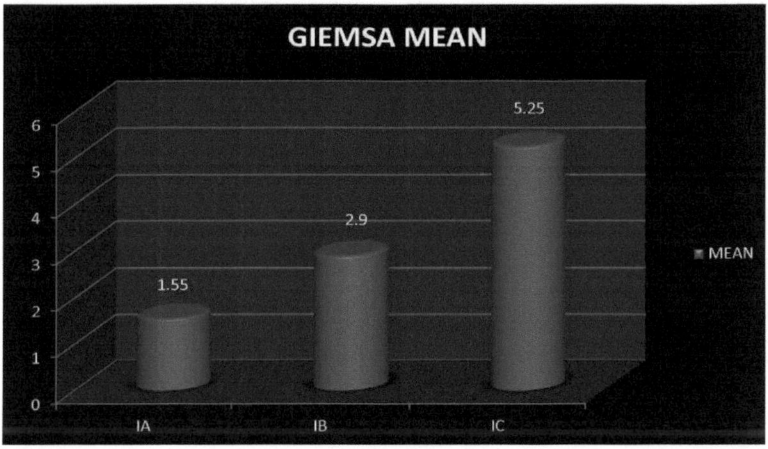

Gráfico 3 :- Comparação da contagem de mitoses nos grupos Ia, Ib e Ic na coloração de giemsa

Utilizando a coloração de giemsa, o valor médio do Grupo I A é 1,55 com DP 0,82, o Grupo IB é 2,9 com DP 0,78 e o Grupo IC é 5,25 com DP 1,68. O valor de F é 50,91. Não existe diferença significativa entre o grupo I, o grupo IB e o grupo IC O valor de P é >0,05 (tabela 3, gráfico 3)

H AND E	GROUPS	MEAN	SD	F VALUE	P VALUE	S/NS
	IIA	2.4	1.26	22.73	>0.05	Not significant
	IIB	5.8	2.57			
	IIC	10.1	3.38			

Tabela 4: Tabela que ilustra os valores médios do CEC bem, moderado e pouco diferenciado na coloração H & E

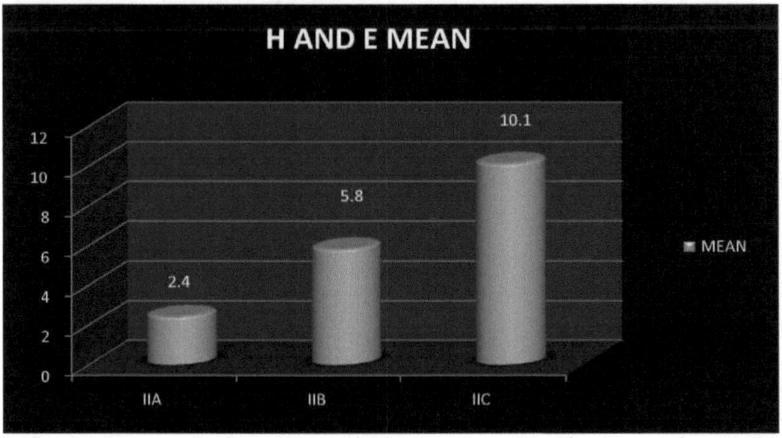

Gráfico 4 :- Comparação da contagem mitótica nos grupos IIa, IIb e IIc na coloração H&E

Utilizando H&E , o valor médio do Grupo I I A é 2,4 com DP 1,26 , o Grupo IIB é 5,8 com DP 2,57

A CII do Grupo é de 10,1 com DP 3,38. O valor de F é 22,73. Não existe uma diferença significativa

entre o grupo II, o grupo IIB e o grupo IIC O valor de P é >0,05 (Quadro 4, gráfico 4).

<table>
<tr><td rowspan="4">CRYSTAL VIOLET</td><td>GROUPS</td><td>MEAN</td><td>SD</td><td>F VALUE</td><td>P VALUE</td><td>S/NS</td></tr>
<tr><td>IIA</td><td>5.8</td><td>2.57</td><td rowspan="3">14.51</td><td rowspan="3">>0.05</td><td rowspan="3">Not significant</td></tr>
<tr><td>IIB</td><td>7.9</td><td>2.72</td></tr>
<tr><td>IIC</td><td>13.3</td><td>4.11</td></tr>
</table>

Tabela 5: Tabela que ilustra os valores médios do CEC bem, moderado e pouco diferenciado na coloração de violeta de cristal

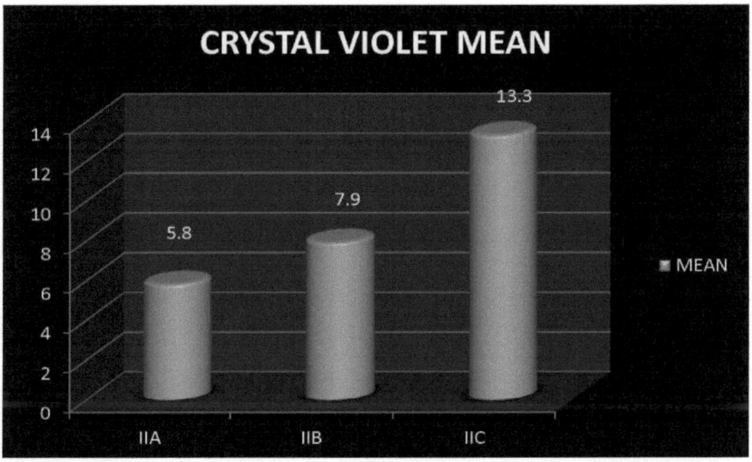

Gráfico 5 :- Comparação da contagem mitótica nos grupos IIa, IIb e IIc na coloração com violeta de cristal

Utilizando H&E, o valor médio do Grupo II A é de 5,8 com DP 2,57, o do Grupo IIB é de 7,9 com DP 2,72

O valor F é de 14,51. Não existe uma diferença significativa

entre o grupo I , o grupo IIB &IIC O valor de P é >0,05.(tabela5.gráfico 5)

	GROUPS	MEAN	SD	F VALUE	P VALUE	S/NS
GIEMSA	IIA	1.5	0.527	42.33	>0.05	Not significant
	IIB	4.4	1.89			
	IIC	8.1	1.96			

Tabela6: Tabela que ilustra os valores médios dos CEC bem, moderados e pouco diferenciados na coloração de giemsa

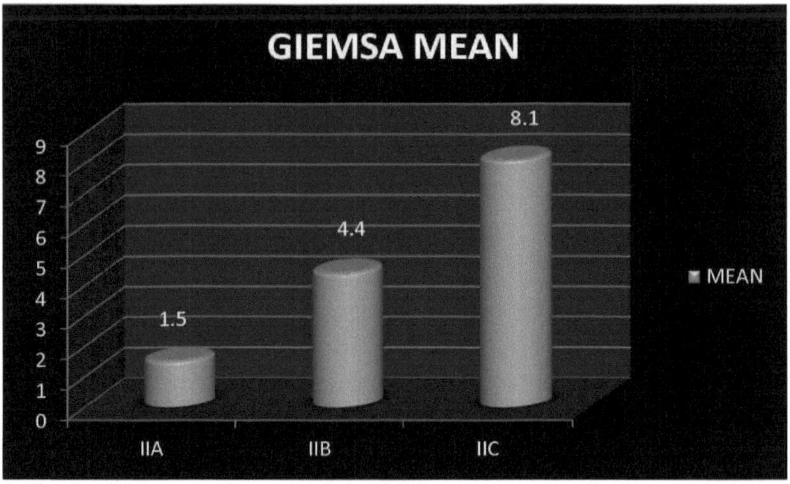

Gráfico 6 :- Comparação da contagem de mitoses nos grupos IIa, IIb e IIc na coloração de giemsa

Utilizando giemsa, o valor médio do Grupo II A é de 1,5 com DP 0,527, o do Grupo IIB é de 4,4 com DP 1,89 e o do Grupo IIC é de 8,1 com DP 1,96. Não há diferença significativa entre o grupo II, o grupo IIB e o grupo IIC O valor de P é >0,05 (tabela 6, gráfico 6).

	GROUPS	MEAN	SD	UVALUE	Z VALUE	P VALUE	S/NS
H AND E	GTOTAL I	4.8	2.91	45	-2.39	0.0764	NS
	GTOTAL II	6.1	4.42				

Tabela 7: tabela que ilustra a comparação entre o grupo I e o grupo II na coloração H&E

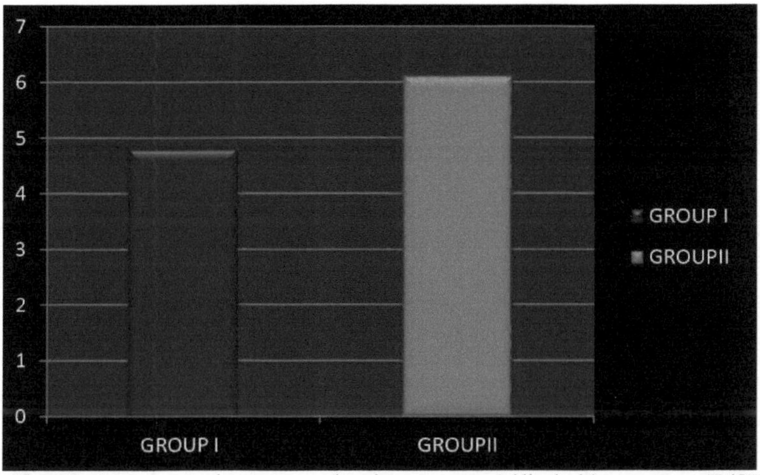

Gráfico 7 :- Comparação da contagem de mitos no grupo I (displasia) e no grupo II (CEC oral) na coloração H&E

Utilizando o H&E, quando comparamos o GRUPO I e o GRUPO II, o valor médio do grupo I é de 4,8 com DP = 2,91 e o do grupo II é de 6,1 com DP = 4,42. O valor U é 45, o valor z é -2,39 e o valor p é 0,0764, o que não é significativo (tabela 7, gráfico 7).

CRYSTAL VIOLET	GROUPS	MEAN	SD	U VALUE	Z VALUE	P VALUE	S/NS
	GTOTAL I	7.66	5.12	62	-1.64	0.098	NS
	GTOTAL II	9	5.72				

Tabela 8: Tabela que ilustra a comparação entre o grupo I e o grupo II na coloração de violeta cristal

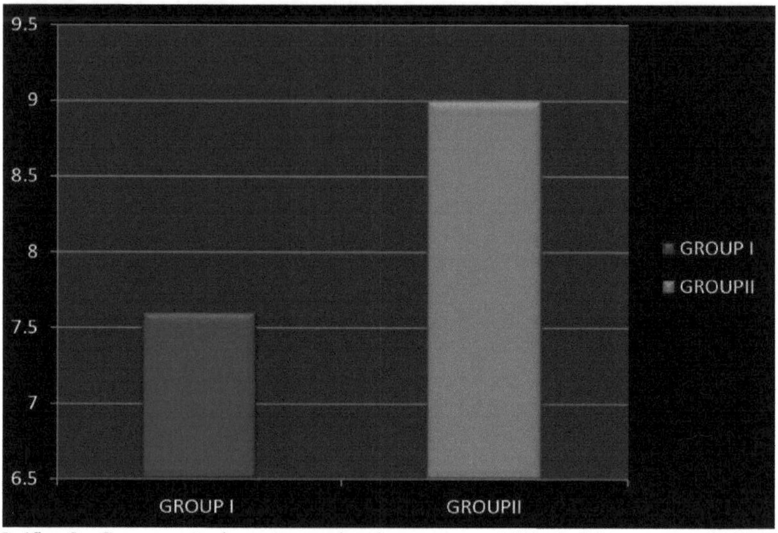

Gráfico 8:- Comparação da contagem de mitos no grupo I (displasia) e no grupo II (CEC oral) na coloração com violeta de cristal

Utilizando violeta cristalino, quando comparamos o GRUPO I e o GRUPO II, o valor médio do grupo I é 7,66 com DP 5,12 e o do grupo II é 9 com DP 5,72. O valor U é 62, o valor z é -1,64 e o valor p é 0,098, o que não é significativo (tabela 8, gráfico 8).

GIEMSA	GROUPS	MEAN	SD	U VALUE	Z VALUE	P VALUE	S/NS
	GTOTAL I	3.23	2.23	22	-3.4	0.1606	NS
	GTOTAL II	4.8	3.13				

Tabela 9: Tabela que ilustra a comparação entre o grupo I e o grupo II na coloração de giemsa

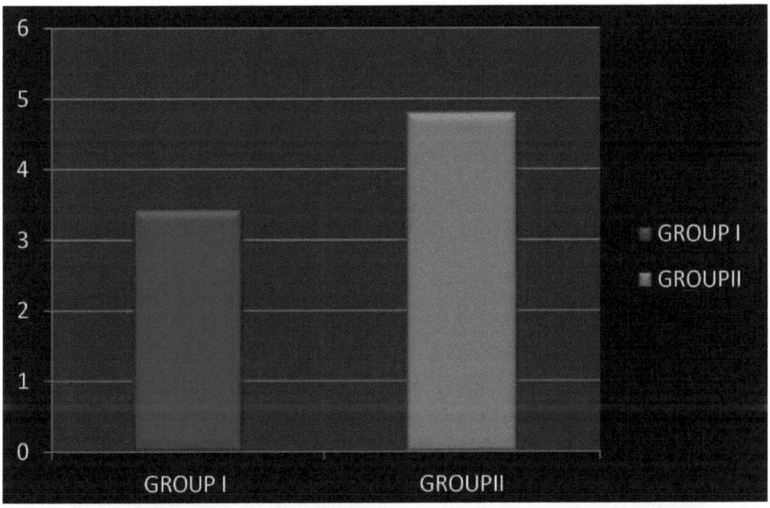

Gráfico 9:- Comparação da contagem de mitos no grupo I (displasia) e no grupo II (CEC oral) na coloração de giemsa

Utilizando o giemsa, quando comparamos o GRUPO I (displasia oral) e o GRUPO II (CC oral), o valor médio do grupo I é de 3,23 com DP 2,23 e o do grupo II é de 4,8 com DP 3,13. O valor U é 22, o valor z é -3,4 e o valor p é 0,1606, o que não é significativo (tabela 9, gráfico 9).

COMPARING GROUPS	**MEAN**	SD	U VALUE	Z VALUE	P VALUE	S/NS
H AND E	4.8	2.90	25.5	-4.7	<.0001	S
CRYSTAL VIOLET	7.6	5.11				
H AND E	4.8	2.90	35	4.44	0.06016	NS
GIEMSA	3.23	2.22				
CRYSTAL VIOLET	7.6	5.11	0	5.39	<.0001	S
GIEMSA	3.23	2.22				

Quadro 10: Quadro que ilustra a comparação entre o grupo I e o grupo II na coloração de giemsa na displasia

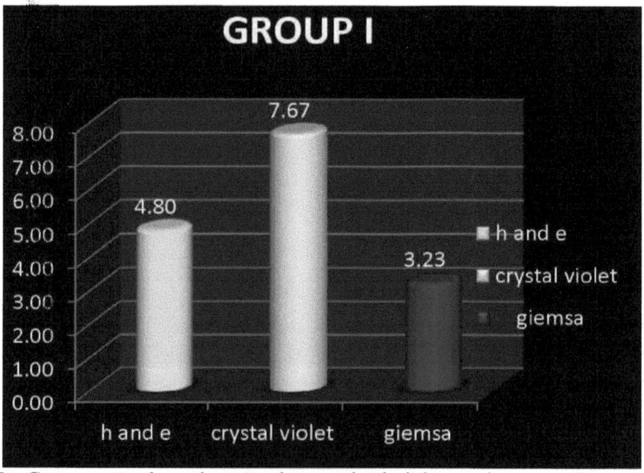

Gráfico 10:- Comparação das colorações h e e, cristal violeta e giemsa no Grupo I (displasia oral)

- No grupo I, quando comparamos a média da coloração H&E e do cristal violeta, o valor u é 25,5 e o valor z é -4,7. O valor p é 0,001, o que significa que existe uma diferença significativa entre eles.
- Na comparação entre H&E e Giemsa, o valor u é 35, o valor z é 4,44 e o valor p é 0,06016, o que significa que não existe uma diferença significativa entre eles
- Ao comparar o cristal violeta e o giemsa, o valor u é 0, o valor z é 5,39 e o valor p é <0,001, o que significa que existe uma diferença significativa entre eles (quadro 10, gráfico 10).

COMPARING GROUPS	MEAN	SD	U VALUE	Z VALUE	P VALUE	S/NS
H AND E	6.1	4.42	10.5	-2.98	0.0038	S
CRYSTAL VIOLET	9	5.71				
H AND E	6.1	4.42	19.5	-2.26	0.0832	NS
GIEMSA	4.66	3.12				
CRYSTAL VIOLET	9	5.71	1.5	-3.62	0.00028	S
GIEMSA	4.66	3.12				

Tabela 11: Tabela que ilustra a comparação entre o grupo I e o grupo II na coloração de giemsa no CCE oral

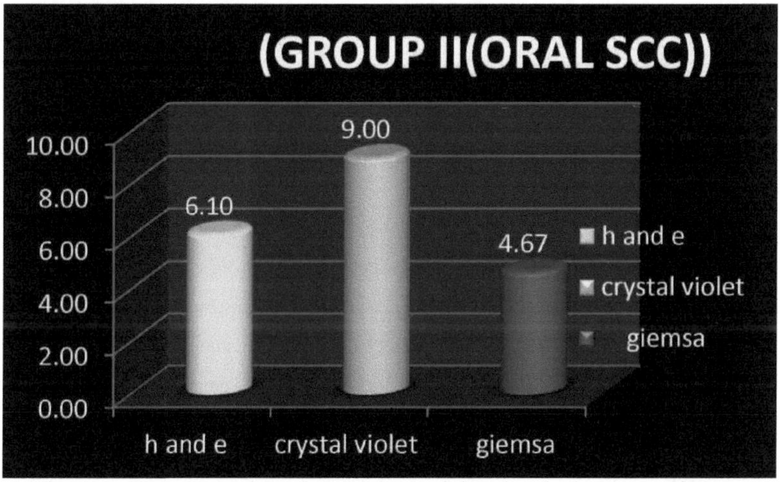

Gráfico 11 :- Comparação das colorações h e e, violeta de cristal e giemsa no Grupo II (carcinoma espinocelular oral)

- No grupo II, quando comparamos a média da coloração H&E e do cristal violeta, o valor u é 10,5 e o valor z é -2,98. O valor p é 0,0038, o que significa que existe uma diferença significativa entre eles.
- Na comparação entre H&E e Giemsa, o valor u é 19,5, o valor z é -2,26 e o valor p é 0,0832, o que significa que não existe diferença significativa entre eles
- Ao comparar o cristal violeta e o giemsa, o valor u é 1,5, o valor z é -3,62 e o valor p é 0,00028, o que significa que existe uma diferença significativa entre eles (quadro 11, gráfico 11).

O quadro seguinte ilustra uma comparação entre os vários corantes com base nos parâmetros abaixo mencionados.

Stains	Standardization	Time required for staining	Feasibility for routinely use	Quality of mitotic figures ssen	Costeffectiveness
H & E	Easy	20 min	Yes	Good	Economical
Giemsa	Moderately easy	Overnight	Not frequently	Average	Economical
Crystal violet	Easy	10 min	Yes	Good	Economical

Quadro 12:- Comparação entre os diferentes corantes

A tabela 12 ilustra a comparação entre as colorações de H&E, violeta de cristal e giemsa utilizando parâmetros de normalização, tempo necessário, utilização de rotina, qualidade da coloração e relação custo-eficácia. O H&E e o violeta cristal mostram uma melhor qualidade das figuras mitóticas e são viáveis para utilização de rotina, enquanto o giemsa mostra uma qualidade média e demora uma noite para corar as secções, pelo que não é viável para utilização de rotina.

DISCUSSÃO

A mitose é um processo que serve de base à produção de novas células e é responsável pelo crescimento e manutenção de um organismo. Não só desempenha um papel na biologia celular básica, como também na quebra da capacidade da célula para regular a sua própria divisão, o que tem implicações importantes. O número aumentado e anormal de figuras mitóticas indica um dano genético que foi incluído como um critério importante na classificação da OMS para a graduação da displasia epitelial oral (1978).
Por conseguinte, a identificação e a quantificação das células mitóticas constituem um instrumento valioso na avaliação do sistema de classificação histológica e funcionam como um indicador de prognóstico em lesões pré-cancerosas e cancerosas.

Embora estejam disponíveis vários métodos mais recentes e específicos, como a imunohistoquímica, a citometria de fluxo e a autoradiografia, para a quantificação das figuras mitóticas, o fator custo e tempo torna-os menos viáveis. Uma coloração histoquímica corretamente padronizada e a utilização precisa de critérios morfológicos para a identificação de figuras mitóticas podem ultrapassar estes problemas. Na prática de rotina, o H&E é a coloração histológica mais utilizada. Este facto deve-se à sua capacidade de corar a maioria das estruturas histológicas e é particularmente adequado para a demonstração dos núcleos. Embora a coloração H&E esteja facilmente disponível, a distinção entre uma célula apoptótica, um núcleo picnótico e células mitóticas pode, por vezes, ser difícil.

No presente estudo, o nosso objetivo foi identificar uma técnica simples, económica e rápida para estudar e comparar a coloração das figuras mitóticas utilizando H&E com violeta de cristal e coloração de Giemsa.

A utilização da técnica de Giemsa ácido para a identificação rápida de células mitóticas foi mencionada por William Doodley.[3] A descrição das células mitóticas e a classificação em Prófase, Metáfase, Anáfase e Telófase podem ser facilmente efectuadas com ampliações reduzidas. Seguimos a técnica de coloração de Bancroft para esta coloração e verificámos que a mitose aparecia azul escura e podia ser facilmente diferenciada do fundo rosa claro. No entanto, o procedimento demora mais tempo (de um dia para o outro) e provavelmente não é adequado para a prática de rotina.

A coloração com violeta de cristal está um passo à frente da coloração padrão de H&E, o que facilita a identificação de figuras mitóticas, mesmo com uma ampliação menor, em comparação com a coloração de H&E. No nosso estudo, também verificámos que a coloração com violeta de cristal é mais rápida, mais barata e comparativamente mais fácil de executar.

Neste estudo, quando comparamos H&E e violeta de cristal e giemsa no grupo 1 (displasia epitelial oral). Foi observada uma contagem mitótica média de 4,8/15 (SD= 2,90) campos de grelha nas secções coradas com H&E, enquanto a contagem mitótica média de 3,2/15 campos de grelha (SD= 2,22) foi observada nas secções coradas com giemsa.Existe uma diferença significativa entre H&E e violeta de cristal com um valor de $p < 0,0001$ e violeta de cristal e giemsa com um valor de $p < 0,0001$. Não existe diferença significativa entre a coloração H&E e Giemsa (valor de $p > 0,05$).

No grupo 1I (carcinoma oral de células escamosas). Foi observada uma contagem média de mitos de 6,1/15 campos de grelha (DP= 4,42) nas secções coradas com H&E, enquanto que nas secções coradas com giemsa foi observada uma contagem média de mitos de 4,6 /15 campos de grelha (DP= 3,12). (Houve uma diferença significativa entre H&E e cristal violeta com um valor de $p < 0,0038$ e cristal violeta e giemsa com um valor de $p < 0,00028$. Não foi observada uma diferença significativa entre H&E e Giemsa com um valor de p 0,0732.

A utilização de violeta de cristal também elimina a inclusão errónea de picnose, apoptose e cariorrexe como figuras mitóticas, eliminando assim resultados falsos positivos, o que facilita a discriminação.

Num estudo semelhante realizado por Ankle MR para avaliar a seletividade da coloração com violeta de cristal a 1% para MFs na mucosa oral normal, displasia epitelial oral e carcinoma de células escamosas oral. A coloração com violeta de cristal a 1% foi comparada com a coloração de H&E de rotina. Os resultados mostraram contagens médias de mitos estatisticamente superiores nas secções de displasia epitelial oral e de carcinoma espinocelular oral coradas com violeta de cristal a 1%, em comparação com as secções coradas com H&E.[4]

Num outro estudo realizado por Jadhav KB, verificou-se que o violeta de cristal a 1% proporcionava uma vantagem definitiva sobre as secções coradas com H&E na coloração selectiva de MFs. Foi observado um aumento significativo do número de MFs em tecidos corados com violeta de cristal na displasia epitelial oral e no carcinoma de células escamosas oral.[15]

Um estudo semelhante efectuado por Sangeeta J Palaskar para avaliar a eficácia de várias colorações no estudo das figuras mitóticas na displasia epitelial oral indicou que a coloração com violeta de cristal era mais rápida, mais barata e comparativamente mais fácil de executar.[3]

No estudo efectuado por sri chinthu kk, as figuras mitóticas foram realçadas com violeta de cristal quando comparadas com outras colorações.[24]

Num estudo efectuado por Motiwale, verificou-se um aumento significativo do número de MFs na DE oral e no CCEO em comparação com a mucosa oral normal, utilizando a coloração de violeta de cristal.[25]

Noutro estudo realizado por Tandon A O número médio de figuras mitóticas observadas no reagente Crystal Violet foi significativamente superior ao observado na coloração H&E (p < 0,001) 7[2]

Quando comparamos a contagem mitótica na displasia epitelial oral (grupo I) utilizando a coloração H&E, a contagem mitótica média observada no grupo I a (displasia ligeira) = 2,05/15 campos de grelha (SD =1.19), no grupo Ib (displasia moderada) = 4,7/15 campos de grelha (DP=0,86), no grupo 1c (displasia grave) = 7,6/15 campos de grelha (DP=1,72). Não houve diferença significativa entre estes subgrupos com um valor de p > 0,05.

Quando comparamos a contagem mitótica na displasia epitelial oral (grupo I) utilizando a coloração de violeta de cristal, a contagem mitótica média observada no grupo I a (displasia ligeira) = 4,95/15 campos de grelha (DP = 3.03), grupo Ib (displasia moderada) = 7,65/15 campos de grelha (DP=1,49), grupo 1c (displasia grave) = 10,04/15 campos de grelha (DP=2,54). Não houve diferença significativa entre estes subgrupos com um valor de p > 0,05.

Quando comparamos a contagem de mitos na displasia epitelial oral (grupo I) utilizando a coloração de giemsa, a contagem média de mitos observada no grupo I a = 1,55/15 campos de grelha (SD =0,82), grupo Ib (displasia moderada) =2,9/15 campos de grelha (SD=0,78), grupo1c (displasia grave) =5,25/15 campos de grelha (SD=1,68).

Num estudo semelhante realizado por Roopa S Rao et.al., a comparação das contagens mitóticas entre vários graus de displasia epitelial oral não produziu quaisquer variações significativas.[20]

Quando comparamos a contagem mitótica no carcinoma oral de células escamosas (grupo II) utilizando a coloração H&E, a contagem mitótica média observada no grupo IIa (bem diferenciado) = 2,4/15 campos de grelha (DP = 1,26), grupo IIb (moderadamente diferenciado) = 5,8/15 campos de grelha (DP = 2,57), grupo 1Ic (pouco diferenciado) = 10,1/15 campos de grelha (DP = 3,38).

Quando comparamos a contagem mitótica no carcinoma espinocelular oral (grupo II) utilizando a coloração de violeta de cristal, a contagem mitótica média observada no grupo IIa (bem diferenciado) = 5,8/15 campos de grelha (SD =2,5), grupo IIb (moderadamente diferenciado) =7,9/15 campos de grelha (SD=2,7), grupo1I c (pouco diferenciado) =13,3/15 campos de grelha (SD=4,11).

Quando comparamos a contagem mitótica no carcinoma espinocelular oral (grupo II) utilizando a coloração de giemsa, a contagem mitótica média observada no grupo IIa (bem diferenciado) = 1,5/15 campos de grelha (SD =0,52), grupo IIb (moderadamente diferenciado)=4,4/15 campos de grelha (SD=1,89), grupo1I c (pouco diferenciado) =8,1/15 campos de grelha (SD=1,96). Não houve diferença significativa entre estes subgrupos com valor de $p > 0,05$.

Quando comparamos o Grupo I e o Grupo II, não foram obtidos resultados significativos nas colorações de H&E, Giemsa e violeta de cristal. (valor $p>0,05$)

A comparação das contagens mitóticas entre os grupos displasia e carcinoma, quer nas secções coradas com violeta de cristal, quer nas secções coradas com H e E, não revelou variações significativas. A displasia grave coexiste frequentemente com o carcinoma in situ ou com o carcinoma invasivo. Os limites entre a displasia grave, o carcinoma in situ e o carcinoma invasivo precoce são indistintos. Esta poderá ser provavelmente a razão para a diferença mínima nas contagens mitóticas obtidas neste estudo entre os grupos da displasia e do carcinoma. Isto também pode ser atribuído à variação da atividade metabólica, à quantidade de estroma, à heterogeneidade das células tumorais e à variação da celularidade num tecido tumoral.

Os nossos resultados estão correlacionados com o estudo realizado por Ankle MR para avaliar a seletividade da coloração com violeta de cristal a 1% para MFs na mucosa oral normal, displasia epitelial oral e carcinoma espinocelular oral. Uma pesquisa bibliográfica não revelou outros estudos em que as contagens mitóticas fossem comparadas entre displasia e carcinoma através da utilização de uma coloração histoquímica selectiva.[4]

REFERÊNCIAS

1. Sushma Mehkri , Asha R Iyengar , K.S. Nagesh , Bharati M.B. Análise da taxa de proliferação celular na Leucoplasia Oral e no Carcinoma de Células Escamosas Oral.J Clin Exp Dent. 2010;2(4):e173-7.

2. Sadiq H, Gupta P, Singh N, Thakar SS, Prabhakar I, Thakral J. Vários sistemas de classificação da displasia epitelial oral: uma revisão. Int J Adv Health Sci 2015;1(11):20-26.

3. Palaskar S, Patil S, Narang B, Prabhu P, Kathuriya P, Pawar R. Eficácia de várias colorações para estudar as figuras mitóticas na displasia epitelial oral - Estudo piloto. J Dent Allied Sci 2013;2(2):46- 48.

4. Ankle MR, Kale AD, Charantimath S. Comparação da coloração de figuras mitóticas pelas colorações de hematoxilina e eosina e violeta de cristal, em displasia epitelial oral e carcinoma de células escamosas. Indian J Dent Res 2007;18(3):101-5.

5. Akhter M, Hossain S, Rahman QB, Molla MR. Um estudo sobre a classificação histológica do carcinoma espinocelular oral e a sua correlação com as metástases regionais. J Oral Maxillofac Pathol 2011;1(5):168-76.

6. Bancroft GD ,Marilyn Gamble.Teoria e prática das técnicas histológicas

7. Jadhav KB, Ahmed Mujib BR, Gupta N. Crystal violet stain as a selective stain for the assessment of mitotic figures in oral epithelial dysplasia and oral squamous cell carcinoma. Indian J Pathol Microbiol 2012,5(5):283-7.

8. Chatterjee S Quantificação de alterações nucleares em doenças potencialmente malignas utilizando um protocolo de coloração alternativo. J Clin Exp Pathol 2012 ; 2(7):127.

9. 14 Sri Chinthu KK, Harikrishnan Prasad, Kumar GS, Raj Mohan M, Krishnamurthy Anuthama, Yoithapprabhunath TR (2016) Comparação de figuras mitóticas usando hematoxilina e eosina com cristal violeta, azul de toluidina e mancha de Giemsa na displasia epitelial oral e no carcinoma de células escamosas oral. BAOJ Odontologia 2016; 2(1): 007.

10. 18. Kapoor et al contagem mitótica e seu significado na classificação histológica de oscc e displasia epitelial 2013;5(6):35-37.

11. 20. Motiwale G et al. Avaliação da eficácia da coloração a 1% de Crystal Violet & Nuclear Fast Red em comparação com a coloração de Hematoxilina & Eosina para avaliar as

figuras mitóticas em lesões orais pré-malignas e malignas. J Exp Ther Oncol. 2016 Jul;11(3):165-170.

12. Tandon Aetal. Estudo assistido por análise de imagem de figuras mitóticas em displasia epitelial oral e carcinoma de células escamosas usando manchas diferenciais. J Oral Biol Craniofac Res. 2016 Nov;6(Suppl 1):S18-S23

MIX
Papier aus verantwortungsvollen Quellen
Paper from responsible sources
FSC® C105338

Printed by Books on Demand GmbH, Norderstedt / Germany